AF310365

NOUVELLES RECHERCHES

SUR

L'ISCHURIE URÉTÉRIQUE

PAR

LE DOCTEUR CLAUDE GIGON,

Médecin des Hôpitaux et des Prisons de la ville d'Angoulême.

Publications de l'**Union Médicale**, Année 1856.

PARIS,

TYPOGRAPHIE FÉLIX MALTESTE ET Cie,

Rue des Deux-Portes-Saint-Sauveur, 22.

—

1856

Publications de l'**Union Médicale**, des 19 et 21 Juin 1856.

RECHERCHES

SUR

LA PÉNÉTRATION DE L'URINE

DANS LE SANG.

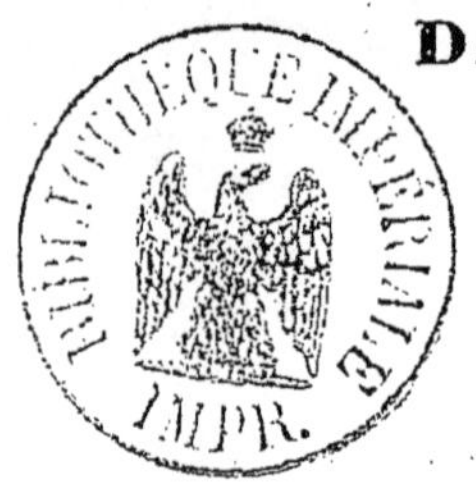

Cupidus videndi.

Avant [d'exposer les recherches qui font le sujet de ce second mémoire, je demande à faire une courte rectification sur une erreur qui s'est glissée dans mon précédent travail, erreur qui tient à l'omission d'un seul mot, et qui est le fait, soit de mon copiste, soit du typographe qui a composé l'article. Je suis bien sûr que cette erreur n'aura point échappé aux anatomistes de profession; aussi m'empressé-je de la relever.

On lit dans le numéro du 21 février 1856 : « A droite l'uretère côtoie la veine cave dont il est séparé par un intervalle assez étendu. » Lisez : « dont il est séparé *en haut* par un intervalle, etc. »

En effet, au moment où l'uretère se détache du rein droit, il est séparé par un intervalle de plusieurs centimètres de la veine cave, et, s'il est vrai que souvent il en reste séparé dans toute son étendue, d'autres fois il forme avec ce vaisseau un angle aigu, puis il le côtoie accolé à sa partie externe ; quelquefois même il se place au-devant jusqu'au point où la veine se bifurque. Comme il s'agit ici d'opération chirurgicale, les rapports anatomiques ne sauraient être établis avec trop de précision, et, du reste, cette observation entraîne immédiatement une conséquence pratique que voici : Si l'opération de la taille de l'urètère devait être pratiquée, ce serait presque exclusivement sur l'urètère gauche, puisque ce canal est libre de tout rapport en dehors, point par lequel l'on peut pénétrer dans l'abdomen, et qu'en dedans, il est toujours séparé de l'aorte par un intervalle assez étendu, et qu'ainsi, en manœuvrant sur l'urètère, on n'est exposé à léser aucun organe important, tandis que du côté droit, on est souvent exposé à blesser la veine cave.

Depuis que j'ai publié le mémoire qui a été inséré dans ce journal (numéros des 14, 16 et 21 février 1856), j'ai maintes fois recommencé mes recherches sur l'urètère, et constamment mes nouvelles observations ont confirmé les premières. J'ai même fait ces recherches sur plusieurs animaux et notamment sur le chien. Chez cet animal, la forme cylindroïde de l'urètère est beaucoup plus prononcée que chez l'homme ; Cependant, on y trouve les rudimens des inégalités que nous avons signalées, et, surtout, vers le quart supérieur de ce canal, on trouve une partie plus rétrécie, qui évidemment correspond au col uretérique.

Pour faire ces différentes recherches, j'ai eu recours, ainsi que je l'ai dit, aux injections aqueuses qui me semblent préférables aux injections de suif, en raison de l'analogie ou de la similitude qui existe avec l'urine qui circule dans l'urètère. Or, 'ai toujours été frappé de la facilité avec laquelle le liquide de ces injections revient par *la veine rénale*, et consécutivement, par *la veine cave*. C'est ainsi que j'ai injecté successivement par l'orifice urétéro-vésical, de l'eau froide ou chaude, de l'huile essentielle de térébenthine, de l'urine, et constamment, je le répète, en poussant légèrement le piston de la seringue, j'ai vu revenir ces divers liquides par la veine cave, et jamais par l'artère rénale. Mais si on lie la veine émulgente et que l'on continue à pousser le piston de la seringue, bientôt le liquide s'infiltre dans le tissu cellulaire intrà-rénal, et, de proche en proche, gagne le tissu cellulaire sous-péritonéal qui entoure et le rein et l'uretère ; dans aucun cas, je n'ai constaté ni rupture ni solution de continuité aux parois des canaux injectés.

J'ai répété ces recherches en me servant du mercure coulant, et alors vraiment, on ne peut dire que l'on fait des injections, il suffit d'introduire du mercure dans l'uretère, à l'aide d'un petit entonnoir en verre, jusqu'à réplétion des bassinets et des calices ; et si l'on tient le rein en suspension par son canal excréteur, on voit bientôt, sans avoir pratiqué aucune pression et par l'effet du poids seul du métal, le mercure sourdre par la scissure rénale et par la veine émulgente.

J'ai également pratiqué les mêmes injections par la veine cave, et je les ai vues revenir par l'uretère, mais avec beaucoup plus de peine ; et tandis qu'il suffit d'une petite seringue à anneaux avec une pression médiocre, pour faire passer le liquide de l'uretère dans la veine cave, le même instrument est souvent impuissant à faire passer le liquide de la veine dans l'uretère ; il faut employer la grosse seringue en cuivre pourvue de manchons, et encore, lorsqu'on opère sur les organes de petits animaux, on n'y peut parvenir ; ainsi, sur un rein de chat, j'ai poussé une injection par la veine rénale à l'aide de la grosse seringue en cuivre, les efforts que j'ai faits étaient tels, que l'enveloppe de l'organe a crevé, l'eau s'échappait en jet par le pertuis, et pas une goutte n'est passée par l'uretère.

Ce fait important du passage des liquides de l'uretère dans la veine cave, ne me paraît point avoir été signalé par les anatomistes et les physiologistes, autant du moins que j'en puis juger par les auteurs que j'ai sous la main : ainsi il n'en est fait nulle mention, ni dans l'ouvrage de M. Cruveilhier, ni dans le *Traité de splanchnologie* de Huschke (*Ency. anat. allem.*, traduction de Jourdan), ni dans le *Man. de physiol.* de Muller (de Berlin), qui pourtant a donné une très belle monographie du rein. Il est à présumer que cette omission est due à ce que les injections n'ont pas été poussées par l'uretère seul, et aussi à ce qu'on n'avait pas employé des liquides convenables, mais bien des substances peu pénétrantes.

M. Cruveilhier dit en effet (tome II, page 702) : « Quant à l'injection *poussée par l'uretère*, elle n'arrive pas dans les conduits urinifères, etc. » Huschke (*loco cit.* tome V., page 296) : « Il résulterait de là, que *si l'on injectait par l'uretère*, on verrait plutôt le bassinet crever que la masse pénétrer dans les canalicules urinifères. » Quant aux veines émulgentes ou à la veine cave, il n'en est pas question. Bourgery va plus loin ; voici ses propres expressions : « Les injections pratiquées dans les vaisseaux sanguins et les conduits excréteurs du rein prouvent : 1º . . . . 2º que l'injection poussée par la veine arrive dans les conduits urinifères, tandis que celle qui est poussée par l'uretère *ne reflue pas par la veine.* » Quand je lus ce passage si affirmatif de Bourgery, je craignis d'avoir fait erreur et je recommençai mes expériences qui me prouvèrent de nouveau que l'erreur n'était pas de mon côté ; c'est donc après des injections diverses, pratiquées sur soixante reins au moins, non seulement d'hommes, mais aussi de chiens, de chats, de moutons, de lapins, que je puis appuyer ma démonstration.

Je ne me suis pas, au reste, contenté de ces résultats, j'ai institué une série d'expériences et de recherches qui m'ont permis de déterminer, avec une certaine rigueur, la puissance nécessaire pour faire passer les liquides de l'uretère dans la veine cave. Voici comment j'ai procédé.

J'ai adapté successivement les uretères des deux reins d'un jeune homme de 26 ans, mort la veille de fièvre typhoïde, sans avoir eu aucune rétention d'urine, au bout de la canule d'une seringue en cuivre, dont le corps de pompe a 30 centimètres de hauteur. J'ai rempli ce corps de pompe d'eau pure, et j'ai placé dans la veine rénale un petit tube de verre dans un cas, un tuyau de plume dans l'autre, j'ai lié le vaisseau sur ce tube, l'artère rénale est restée béante : aucune goutte de liquide n'est sortie par les tubes adaptés à la veine, bien que l'uretère se soit distendu, ainsi qu'une partie du rein.

J'ai alors vissé le couvercle sur le corps de pompe, et, dans l'ouverture circulaire où passe la tige du piston, j'ai adapté et luté un tube en verre de 5 millimètres de diamètre creux et divisé en centimètres, puis sur l'extrémité supérieure de ce tube, j'ai placé un petit entonnoir en verre, et j'ai versé doucement de l'eau, en suspendant pendant quelques minutes, de 10 en 10 centimètres, jusqu'à 50, puis au-dessus de 5 en 5 centimètres, et, dans un cas, lorsque la colonne d'eau a eu atteint 75, et dans l'autre cas 85 centimètres de hauteur (y compris la hauteur du corps de pompe), le liquide a commencé à couler doucement, goutte à goutte, par le tube placé dans la veine, après avoir considérablement distendu la partie du rein dans laquelle logent les bassinets, le surplus du rein n'ayant pas changé de volume ; le liquide, dans les deux cas, a continué de couler jusqu'à ce que le niveau de la surface de la colonne d'eau se fût abaissée à la hauteur de 20 centimètres dans le corps de pompe : alors le liquide a cessé de couler, la pression n'étant plus sans doute suffisante.

Il suit donc de cette expérience qu'il faut la pression d'une colonne liquide de $0^m,80$ environ de hauteur, pour déterminer sur le cadavre la pénétration du liquide de l'uretère dans la veine rénale. Cette hauteur de pression ne paraît au reste nécessaire que pour la première pénétration, car, après ces premières expériences, j'ai rempli simplement le corps de pompe d'eau, et le liquide a recommencé à couler et s'est arrêté encore à la même hauteur. Comme j'ai ensuite répété ces expériences sur d'autres reins, j'ai vu quelquefois le liquide ne plus s'arrêter à 20 centimètres de hauteur, mais bien continuer à couler complétement comme dans un siphon.

Maintenant il est facile de calculer avec ces données le poids supporté dans ces expériences par la surface interne des bassinets et des calices au moment de la pénétration du liquide. On sait, en effet, d'après les principes de l'hydrostatique, que la pression supportée par le fond ou les parois d'un vase plein d'eau, *quelle qu'en soit la forme*, peut être mesurée par le poids d'une colonne d'eau ayant pour base cette surface, et pour hauteur le niveau de la colonne d'eau qui domine, *quelle qu'en soit la dimension*, forte ou faible.

La hauteur ici est connue, elle égale $0^m,80$; il ne s'agit plus que de déterminer la surface comprimée, c'est-à-dire celle des bassinets et des calices ; cette surface est très anfractueuse, elle ne peut être mesurée rigoureusement ; mais il est possible de faire une approximation qui indique à peu de chose près cette

surface. Si, après avoir injecté le rein par l'uretère et avoir
bien distendu les calices, on fait une section à ce rein sur une
de ses faces, un peu au delà de l'infundibulum, on verra le
bassinet dans toute son étendue, et alors on remarquera que le
bassinet est constitué par un vaste sinus scaphoïdal, au fond
duquel se voient les ouvertures des calices. Ce sinus scaphoïdal, mésuré sur quatre reins, m'a paru être de 7 centimètres
dans son plus grand diamètre, et de 1 centimètre seulement
dans son diamètre transverse; ces dimensions sont encore plus
évidentes, si on prend la précaution d'injecter de la cire fondue
par l'uretère, et de laisser bien refroidir avant de pratiquer la
section.

Il suit donc de ce qui précède, que la surface de la section
du bassinet vers son milieu présente une dimension de 7 centimètres carrés, et alors la colonne tout entière, qui pèse ou
presse sur cette surface, est égale à 7×80 ou à 560 centimètres cubes d'eau ou à 560 grammes.

On pourra objecter peut-être que ces faits de pénétration
n'ont eu lieu jusqu'ici que sur des pièces anatomiques, et que
la résistance vitale sur l'être vivant doit s'opposer à cette pénétration ; j'avais prévu l'objection, je me suis mis immédiatement en mesure d'y répondre.

Sur un chien de taille moyenne, mesurant $0^m,75$ du museau
à l'anus, j'ai lié l'uretère gauche et l'ai amené à l'extérieur par
un procédé opératoire que j'indiquerai plus loin ; et après
avoir procédé à la section de cet uretère, j'ai pratiqué une
injection par l'orifice du bout tenant au rein, à l'aide d'une
seringue à anneau remplie d'une solution d'iodure de potas-
sium ; bientôt, et en poussant assez fortement le piston, j'ai vu
revenir du liquide par la plaie, ce qui m'a prouvé que, comme
sur le cadavre, le liquide pouvait infiltrer le tissu cellulaire

intrà et *extrà* rénal ; l'animal vivait encore anesthésié par le chloroforme ; je l'ai immédiatement sacrifié, puis, ouvrant rapidement l'abdomen, j'ai placé une ligature sur la veine cave, au-dessus et au-dessous des reins, de manière à comprendre entre les deux ligatures une étendue de 10 centimètres environ ; j'ai enlevé ensuite toutes ces parties.

La veine cave a été ouverte, le sang versé dans une capsule de porcelaine et mélangé d'une certaine quantité d'eau distillée ; le tout a été placé dans un petit ballon de verre.

Un lambeau du tissu cellulaire placé autour du rein injecté a été enlevé, coupé à morceaux et placé dans un autre petit ballon, avec addition d'eau distillée.

Le liquide des deux ballons a été soumis à l'ébullition, filtré et soumis aux réactions de l'amidon et de l'acide nitrique ; immédiatement il s'est produit un iodure d'amidon reconnaissable à sa couleur violette.

J'ai examiné les reins pour voir s'il existait quelque rupture aux canaux urinaires : je n'ai rien remarqué.

Ainsi, la possibilité de la pénétration des liquides de l'uretère dans la veine cave, sur le vivant comme sur le cadavre, est donc un fait expérimentalement établi.

Maintenant rappelons-nous que les expériences de M. Cruveilhier et de Huschke semblent prouver l'impossibilité de faire pénétrer les matières à injection de l'uretère dans les tubes de Bellini ; j'ai voulu savoir quelles voies suivent ces matières pour passer de l'uretère dans la veine cave, *et vice versa* ; voici comment j'ai procédé : Sur les reins d'un homme de 60 ans, mort de pneumonie dans un service de l'hôpital autre que le mien, mais dont les organes urinaires étaient parfaitement sains, j'ai poussé par l'uretère une injection composée de suif et de cire, additionnée d'un dixième, en poids, d'essence de térébenthine, à laquelle j'ai ajouté une forte proportion de bleu de Prusse en poudre impalpable ; j'ai fait précéder cette injection d'une autre, préparée seulement avec l'essence de térébenthine, colorée aussi en bleu.

Le lendemain, lorsque le refroidissement était complet, j'ai constaté que l'injection faite par l'uretère était passée en partie dans la veine cave ; celle de la veine n'était point passée dans l'uretère, bien qu'elle eût été poussée avec beaucoup plus de force et de persistance, et que le rein, ainsi injecté, fût beaucoup plus volumineux que l'autre.

Après les avoir fendus tous deux par leur bord convexe, j'ai constaté que, ni dans l'un ni dans l'autre, il n'y a eu pénétration dans les tubes uninifères ou de Bellini ; on ne voit ni à l'œil nu, ni à la loupe, aucune trace bleue, même de l'essence de térébenthine ; l'injection de suif faite par l'uretère a, en partie, aplati les mamelons saillans dans les calices ; elle s'est en partie moulée sur eux, et l'on peut distinguer sur cette matière des points qui correspondent aux orifices des tubes de Bellini ; mais encore une fois, rien n'a pénétré dans ces tubes, la substance mamelonnée et la substance tubuleuse ont conservé leur aspect rayonné, leur coloration rouge, tels qu'on les observe toujours à l'état normal.

L'injection faite à l'aide du mercure coulant par l'uretère, n'a pas non plus pénétré dans les conduits uninifères.

Après avoir ainsi confirmé sur ce point ce qu'ont déjà observé les anatomistes, j'ai examiné le résultat de l'injection sur chaque ordre de canaux.

L'injection de la veine permet de disséquer ce vaisseau et de le suivre facilement tout autour des petites masses formées par la substance tubuleuse, là elle forme un réseau très serré ; ensuite, l'on peut suivre les veinules jusqu'aux calices et aux bassinets, dans l'épaisseur desquels elles rampent de manière à lui donner une coloration bleuâtre ; ces filets veineux sont du reste très saillans et très visibles, en dedans des calices, à l'œil nu. Au fond de chaque calice, on trouve un peu d'essence de térébenthine bleue qui, évidemment, a transsudé par les ramifications des veinules de la muqueuse calicinale.

J'ai injecté la même veine avec du mercure, et j'ai vu immédiatement un réseau argenté envelopper les bassinets et les calices dans des mailles très serrées qui s'étendent jusqu'aux mamelons ; je ne trouve pas ces vaisseaux figurés sur les dessins de Bourgery que j'ai en ce moment sous les yeux.

Si on change de sujet d'observation et que l'on suive l'injection faite dans l'uretère, on remarque la même coloration de la muqueuse des calices, puis on voit que l'injection a rempli les ramuscules veineux qui forment le réseau dont j'ai parlé plus haut, autour des calices et des masses de substances tubuleuses, et que, de proche en proche, elle a gagné la veine émulgente et la veine cave elle-même, sans les avoir emplies complétement. De plus, on constate qu'une partie de l'injection liquide d'essence de térébenthine colorée en bleu, transsudant à travers les membranes, s'est infiltrée dans le tissu cellulaire qui entoure les calices, de telle sorte que la paroi extérieure de ces mêmes calices est plus colorée en bleu que la paroi intérieure, et de telle sorte aussi que l'on peut prévoir que si l'on poussait fortement l'injection par l'uretère, elle pourrait infiltrer non seulement le tissu cellulaire intrà-rénal, mais aussi s'étendre à celui qui entoure le rein extérieurement.

Ainsi, des diverses expériences que je viens de rapporter, il semble donc résulter que la pénétration des liquides de l'uretère dans la veine cave a lieu par le réseau veineux qui entoure les calices, et que, dans certains cas, il est possible que la transsudation de ces liquides ait lieu dans le tissu cellulaire du rein, à travers les parois de la muqueuse calicinale, et peut-être aussi par le sillon qui sépare les mamelons des calices.

DÉDUCTIONS PATHOLOGIQUES.

On a vu par ce qui précède que les liquides refluent facilement de l'uretère dans la veine rénale et la veine cave ; ce phénomène m'a suggéré certaines idées qui ne me paraissent pas déplacées dans un mémoire où l'on traite de l'Ischurie.

Tous les médecins savent que lorsqu'une cause quelconque s'oppose à l'écoulement de l'urine , la vessie se développe, se distend outre mesure ; les uretères, les reins eux-mêmes sont gorgés d'urine et prennent des dimensions considérables ; il y a un sentiment de tension au périnée et dans la région des reins, la fièvre s'allume. Le corps du malade, la sueur notamment, la salive quelquefois, exhalent une odeur urineuse, et la scène se termine ordinairement par la mort ; c'est ce que l'on observe surtout dans les rétentions d'urine par suite d'obstacle insurmontable dans les canaux et le réservoir urinaires, quelle qu'en soit la cause, dans la paralysie, suite de lésion du cerveau et de la moelle épinière, dans la fièvre typhoïde, dans quelques cas de folie, etc. Pour expliquer ces phénomènes pathologiques graves, on a supposé que l'urine était résorbée dans la vessie et portée dans le torrent circulatoire ; cette explication ne me paraît pas admissible : la vessie est tapissée à l'intérieur d'une membrane muqueuse très forte, destinée à contenir constamment de l'urine, et non à la résorber ; autant de temps que la muqueuse est entière, sans lésion de continuité, je ne pense pas qu'il y ait absorption d'urine par cette voie, et l'on sera bien plus confirmé dans cette opinion, si on se rappelle que « dans la rétention d'urine qui dure depuis longtemps, la distension excessive des parois de la vessie, loin de les amincir, comme on serait porté à le penser, donne lieu *à leur épaississement*, et que la tunique interne *en est le siége principal.* » (Boyer, *Malad. chirurg.*)

Si, d'un autre côté, on se rappelle avec quelle facilité les liquides injectés dans l'uretère passent dans les veines rénales, si l'on se rappelle aussi que dans les rétentions d'urine, quelquefois ce liquide distend considérablement et la vessie, et l'uretère, et les reins eux-mêmes, tout comme dans l'injection artificielle, on concevra qu'une certaine quantité de ce liquide doit pénétrer dans les veines émulgentes, de là dans la veine cave, et enfin, dans la circulation générale, d'où découlent les symptômes d'infection urineuse. A nos yeux, la fièvre urineuse n'est donc pas produite par l'absorption vésicale, mais simplement *par le reflux mécanique de l'urine dans le tronc de la veine cave.*

Ce reflux urinaire aura lieu bien plutôt quand l'obstacle se trouve en deçà qu'au delà de la vessie. En effet, quand l'obstacle a lieu dans l'uretère, les fibres contractiles de ce canal, mécaniquement et directement irritées, peuvent se contracter sur la pierre, mais cette réaction est trop faible pour faire pénétrer l'urine dans les veines ; dans ces cas, l'uretère se laisse distendre outre mesure ; c'est alors qu'on l'a vu s'allonger, décrire des zigzags, comme l'intestin grêle avec lequel on l'a confondu de prime-abord, prendre même des dimensions supérieures à la vessie, au dire de Choppart et Desault ; c'est alors aussi qu'on voit le rein s'enflammer, suppurer, s'atrophier, ainsi que cela eut lieu dans le cas que nous avons publié.

Si, au contraire, l'urine s'accumule dans la vessie (celle-ci étant encore saine), cette poche musculeuse se contracte fortement sur l'urine, ce qui constitue le ténesme vésical, et pousse le liquide du côté des reins, une petite quantité pénètre dans les radicelles veineuses, et, de proche en proche, dans la veine cave, et comme cette pénétration a lieu par le réseau veineux péri-calicinal, la substance glanduleuse est peu troublée, le rein continue à sécréter, les tubes de Bellini distillent toujours l'urine qui remplace celle qui est poussée dans les veines, de telle sorte qu'il ne se fait aucune déplétion, aucun vide dans les voies urinaires, jusqu'au moment où l'art a donné issue à l'urine.

On objectera peut-être à cette explication que les faits ne sauraient se passer ainsi, attendu que les valvules urétéro-vésicales s'opposant au reflux de l'urine dans les uretères, aucune pression ne peut être exercée sur le rein par la contraction vésicale. Cette objection est vraie tant que l'uretère est vide ; alors, en effet, les injections poussées par la verge distendent et même crèvent la vessie sans pénétrer dans l'uretère ; mais du moment où les uretères sont distendus à leur tour par l'urine, comme l'afflux du liquide a lieu de haut en bas, les valvules urétéro-vésicales sont repoussées du côté de la vessie, et même dans certains cas complétement effacées, et comme alors il n'existe aucun vide dans les canaux urinaires, la contraction de la vessie ne peut plus abaisser les soupapes urétériques ; la contraction de la vessie se fait sentir sur toute la continuité de la colonne de liquide, et alors la pression exercée sur les bassinets et les calices doit être fort considérable. En effet, dans l'état normal, lorsque le besoin d'uriner est intense, la vessie a la puissance de lancer la colonne d'urine à plus d'un mètre de distance, sans presque aucun secours des muscles abdominaux et malgré l'obstacle qu'apporte au cours du liquide la courbure de l'urètre, c'est-à-dire que la pression exercée par la contraction de la vessie sur le liquide contenu dans la cavité est égale à la pression d'une colonne de liquide d'un mètre de hauteur ; certes, il n'y a rien d'exagéré à considérer la puissance contractile de la vessie comme étant double dans un ténesme vésical intense, c'est-à-dire la pression comme étant égale à celle d'une colonne liquide de 2 mètres.

Or, comme la vessie dans une rétention d'urine absolue est un vase clos, en vertu du principe hydrostatique de Pascal, tous les points de sa surface interne éprouvent une pression égale ; donc, la surface interne des calices et des bassinets, qui communique librement avec la vessie dont il n'est qu'un annexe, éprouve aussi la même pression, c'est-à-dire qu'elle est égale à celle d'une colonne liquide de 2 mètres de hauteur ; or, comme nous avons démontré par nos expériences précédentes qu'il suffit de la pression d'une colonne liquide de $0^m,80$ au maximum pour déterminer le passage du liquide de l'uretère dans la veine cave, *à fortiori*, ce passage aura lieu sous l'influence de la contraction vésicale qui est bien supérieure, et quel que soit l'excès de résistance qu'oppose la puissance vitale, et quelle que soit la déperdition de force résultant de l'élasticité des vases.

Au reste, s'il est vrai que la contraction de la vessie facilite singulièrement la pénétration de l'urine dans les voies circulatoires, cependant elle n'est pas indispensable ; l'accumulation de l'urine dans une vessie inerte, lorsque la sécrétion continue, peut déterminer une tension assez considérable pour amener ce résultat.

Les phénomènes de la fièvre urineuse ne sont pas les seuls

qui se manifestent dans les rétentions d'urine. On remarque
aussi que lorsque cette maladie atteint des proportions considérables, il se forme des infiltrations, des abcès urineux
autour des reins, surtout du côté du hile, et qui s'étendent
dans l'abdomen le long de l'uretère, jusque dans la fosse
iliaque, et quelquefois même occasionnent la suppuration des
reins. Il y a quelques années, j'observai un fait semblable dans
mon service ; la pièce anatomique a été conservée au cabinet
de l'hôpital d'Angoulême.

La plupart des auteurs qui se sont occupés de ces abcès urineux les ont toujours considérés comme étant déterminés par
une rupture de l'un des points des voies urinaires ; c'est l'opinion formellemement exprimée par Desault dans ce passage :
« Ces sortes de dépôts urineux *supposent toujours une crevasse
dans quelques-uns des conduits excréteurs de l'urine, soit
dans les reins, soit dans les uretères, la vessie ou l'urètre.* »
(*OEuvres chirur.* tome III, page 278.) Desault se contente
d'émettre cette opinion, qu'il n'appuie, au reste, sur aucune
observation d'anatomie pathologique. Nous pensons, nous,
contrairement à l'opinion de ce grand chirurgien, que dans
l'immense majorité des cas, les faits ne se passent pas ainsi ;
les expériences que nous avons rapportées démontrent que si
les injections poussées par l'uretère reviennent facilement par
la veine cave, elles reviennent aussi assez facilement infiltrer
le tissu cellulaire intrà et extrà-rénal, sans déterminer aucune
rupture des voies urinaires, soit en filtrant à travers la muqueuse très ténue des calices et des bassinets, soit en s'infil-
trant dans les ouvertures et les interstices situés dans le sillon
qui unit les calices à la substance mamelonnée ; c'est cette
urine ainsi infiltrée qui détermine et occasionne les phlegmons
ou abcès urineux.

Au reste, nous avons cru pouvoir instituer quelques expériences pour justifier cette manière de voir, et bien qu'elles
n'aient pas complétement réussi, nous croyons devoir les
rapporter :

Le 23 mars, sur un chien lévrier de grande taille, je liai la
verge avec très grand soin, les urines furent complétement
interceptées, d'abord ; le 25 au matin, la verge tuméfiée fait
une saillie considérable, mais le fil s'est sans doute un peu re-
lâché, car au moment où je fais placer l'animal sur la table de
dissection, il rend une petite quantité d'urine par jet ; je lie la
verge de nouveau dans un autre point ; l'animal est sacrifié.

A l'ouverture, nous trouvons la vessie très développée, mais
les uretères ne le sont plus ; ils sont flasques et naturels le
long de la colonne vertébrale. Néanmoins, au dessous du rein
droit, il existe une infiltration urinaire qui s'étend au tissu
cellulaire intrà-rénal, bien qu'aucune des parties membra-
neuses des calices et des bassinets ne soit rompue.

L'expérience m'ayant paru incomplète, en raison des urines
qu'avait rendues l'animal dans les derniers instants de sa vie,
je voulus recommencer l'expérience.

Pour cela, le 22 avril, un chien très grand est amené à
l'amphithéâtre, je lie la verge, en ayant soin de passer un fil ciré
sous la peau du fourreau ou prépuce, à l'aide d'une aiguille à
suture ; au-dessous je place une autre ligature très fortement
serrée ; l'urine paraît d'abord suspendue complétement.

Le 24, l'animal est placé sur la table à dissection, mais
trouvant la vessie peu tendue, je le laisse jusqu'au lendemain
sur cette table, dont le dessus en cuivre poli permettra de
constater l'écoulement de l'urine ; une nouvelle ligature est
placée au bout de la verge.

Le lendemain 25, au matin, je remarque que malgré toutes

ces précautions l'animal a uriné, la table porte des traces de sels cuivreux formés par le contact de l'urine; ayant échoué dans ce projet de déterminer une rétention absolue d'urine, je me décide à pratiquer sur le vivant la section de l'uretère ou *l'urétérotemnie*. Pour faciliter les manœuvres opératoires, l'animal est soumis au chloroforme et tombe au bout de quelques secondes dans l'anesthésie complète.

Une incision de 8 centim. environ est pratiquée au flanc gauche, tout près de la masse des muscles sacro-lombaires ; lorsque la peau, le tissu cellulaire, les parois musculaires sont divisées, on arrive sur la couche de tissu cellulaire sous-péritonéal, le doigt indicateur gauche le décolle et va à la recherche de l'aorte, que l'on sent battre très distinctement et qu'il serait extrêmement facile de lier par cette voie si l'on voulait faire des expériences. Chez le chien, l'uretère est situé au-dessus et tout le long de l'aorte; il n'en est séparé que par une petite couche de tissu cellulaire. Aussi, bien que sa petitesse, sa flaccidité empêchent de le distinguer au toucher, on le saisit très bien ; pour cela il suffit de faire glisser le bout d'une sonde cannelée, légèrement courbe, percée d'un œil, armé d'un fil, au-dessus de l'aorte, et de faire décrire avec la main droite une courbe en bas à la plaque ou extrémité libre de cet instrument ; on comprend ainsi dans l'anse du fil tout ce qui se trouve entre l'aorte et le péritoine, l'uretère s'y trouve toujours compris, les uretères sont même si rapprochés qu'il est facile de les saisir tous deux, ce que j'ai fait dans le cas actuel. Après avoir dénudé l'uretère gauche, j'ai pu l'amener à l'ouverture de l'incision à l'aide du fil que j'avais passé au-dessous, j'ai pratiqué la section de l'uretère; je me proposais même d'essayer de laisser vivre l'animal avec une fistule urinaire, mais l'infirmier qui me servait d'aide ayant fait aspirer

18

une nouvelle dose de chloroforme, pour continuer l'anesthésie qui était presque dissipée, l'animal s'éteignit subite-
ment entre mes mains, par suite de l'empoisonnement chloro-
formique. L'autopsie, pratiquée sur le champ, me prouva que
la rétention d'urine n'avait pas été suffisante pour faire distendre les uretères; le but que je poursuivais n'était donc pas
atteint complétement. Trois fois j'ai échoué dans mes essais
de produire la rétention d'urine absolue, ce que j'attribuai à
la présence de l'os pénial dans la verge du chien, qui empêche
de serrer complétement le canal de l'urètre; pour vérifier ce
doute, j'ai soumis à la coction prolongée un pénis de chien,
et après avoir enlevé les parties molles, j'ai vu qu'il existe à la
partie inférieure de l'os pénial une rainure très profonde qui
loge le canal de l'urètre presque tout entier, et qui en rend la
compression exacte à peu près impossible.

En terminant mon travail, je veux remercier MM. Caillat et
Bourgeois de l'empressement qu'ils ont mis à publier des
observations afférentes au sujet que j'ai traité dans mon précédent mémoire, et qui en sont comme la confirmation. Je ne
dirai que quelques mots à propos des réflexions qui ont été
suggérées à M. Bourgeois par le fait remarquable qu'il a inséré
dans ce journal; cet honorable confrère s'exprime ainsi : « Les
cas semblables ou analogues à celui que je viens de citer doi-
vent être fort rares, je ne me rappelle pas avoir jamais rien
lu qui pût y ressembler, aussi je serais très heureux, si quel-
qu'un de mes confrères en possédait d'analogues, d'en avoir
excité la publication.»

M. Bourgeois veut parler ici des cas d'anurie double, lorsqu'il n'y a d'obstacles ou de maladie qu'à un seul rein; or, ces
faits sont fort anciennement connus dans la science. Dès 1653,
le célèbre anatomiste Jean Riolan s'exprimait ainsi dans son

Manuel anatomique et pathologique : « . . . . . De là vient la
flétrissure du rein et foiblesse en son action, qui est suivie
. . . . d'une entière suppression d'icelle (l'urine), *non
seulement* dedans le rein qui est malade, mais aussi *dans celuy
de l'autre costé*, à cause de leur fraternité et union qu'ils ont
ensemble et de l'employ commun ; la mauvaise vapeur ou la
matière purulente, passant facilement de l'un à l'autre ; et
cette incommodité s'appelle ischurie, etc. » page 206. Mor-
gagni (*De sedibus et causis morborum*), dans sa quarante-
unième lettre, a longuement examiné cette question. Il cite
avec détail les paragraphes du *Sepulcretum* de Bonet, où l'on
trouve des faits pour et contre ; cependant, ses recherches le
portent à conclure que si, dans quelques cas, on voit la lésion
d'un seul rein déterminer la suspension complète de la sécrétion urinaire, les cas où, au contraire, la sécrétion urinaire
continue dans le rein non malade, sont infiniment plus nom-
breux.

Plus tard, ces faits paraissent être tombés dans l'oubli, car
il n'en est plus parlé par Lafitte et Hévin (*Mém. de l'Acad.
royale de chirurgie*), qui pourtant ont longuement disserté sur
la néphrotomie et les calculs du rein et de l'uretère, ni dans
les œuvres de Desault, ni enfin dans l'une des plus récentes
compilations modernes, *Dictionnaire des Dictionnaires etc.* (de
Fabre). Nous devons donc remercier M. Bourgeois d'avoir
rappelé l'attention sur ce sujet.

Au reste, il est bon de rappeler à cette occasion que la
suppression des urines n'est pas toujours le résultat d'obstacles mécaniques. On peut voir dans la *Gazette Médicale de
Paris*, année 1835, page 85, le compte-rendu d'un mémoire
sur l'*ischurie rénale* ; dans un cas il y eut suppression totale
d'urine, bien que les voies urinaires fussent parfaitement libres,

et qu'*un seul rein* fût *plus volumineux*, avec *traces récentes d'inflammation*; dans un autre cas analogue, l'urine, dit l'auteur, était évacuée par la peau, sur laquelle on retrouvait des cristaux de muriate d'ammoniaque. Ce sujet paraît encore fort obscur, mais il semble pourtant en résulter que l'inflammation d'un seul rein peut occasionner la suspension d'action de l'autre : pour quelle cause ? nous n'en savons pas bien la raison, sinon que la simultanéité de lésion, les sympathies pathologiques se rencontrent souvent dans les organes pairs, comme pour les yeux, les testicules, ou bien encore, ainsi que le disait naïvement Riolan, parce que *la mauvaise vapeur* passe facilement de l'un à l'autre rein (1).

(1) J'ai lu également avec intérêt les réflexions de M. de Crozant *sur l'étiologie de la gravelle*, où certains passages de mon mémoire ont été rappelés et critiqués, il me semble assez mal à propos, puisque je n'avais point traité un tel sujet. J'aurais bien, moi aussi, des observations à présenter à l'encontre de celles de M. de Crozant ; je ne le ferai pourtant point ici, ne voulant pas allonger encore ce mémoire, déjà trop long, et terminer par un article de polémique.

9 782019 262440